BEI GRIN MACHT SICH IHR WISSEN BEZAHLT

- Wir veröffentlichen Ihre Hausarbeit,
  Bachelor- und Masterarbeit

- Ihr eigenes eBook und Buch -
  weltweit in allen wichtigen Shops

- Verdienen Sie an jedem Verkauf

Jetzt bei www.GRIN.com hochladen
und kostenlos publizieren

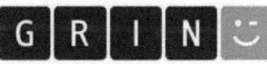

Bibliografische Information der Deutschen Nationalbibliothek:

Die Deutsche Bibliothek verzeichnet diese Publikation in der Deutschen National-
bibliografie; detaillierte bibliografische Daten sind im Internet über http://dnb.d-
nb.de/ abrufbar.

Impressum:

Copyright © 2013 GRIN Verlag, Open Publishing GmbH
Druck und Bindung: Books on Demand GmbH, Norderstedt Germany
ISBN: 978-3-668-07010-3

Dieses Buch bei GRIN:

http://www.grin.com/de/e-book/308391/betriebliche-gesundheitsfoerderung-in-
stationaeren-pflegeeinrichtungen

Thomas Briest

Betriebliche Gesundheitsförderung in stationären Pflegeeinrichtungen. Wie können durch Rückkehrgespräche Fehlzeiten gesenkt werden?

GRIN Verlag

GRIN - Your knowledge has value

Der GRIN Verlag publiziert seit 1998 wissenschaftliche Arbeiten von Studenten, Hochschullehrern und anderen Akademikern als eBook und gedrucktes Buch. Die Verlagswebsite www.grin.com ist die ideale Plattform zur Veröffentlichung von Hausarbeiten, Abschlussarbeiten, wissenschaftlichen Aufsätzen, Dissertationen und Fachbüchern.

Besuchen Sie uns im Internet:

http://www.grin.com/

http://www.facebook.com/grincom

http://www.twitter.com/grin_com

Hausarbeit

Betriebliche Gesundheitsförderung in stationären Einrichtungen der Pflege

Fehlzeiten senken durch Rückkehrgespräche

vorgelegt von: Thomas Briest

Fernstudiengang
"Management im Gesundheitswesen"
Hochschule Magdeburg-Stendal

Abbildungsverzeichnis

1. Einleitung

„Nur gesunde Mitarbeiter sind motivierte Mitarbeiter!"[1] Betriebliche Gesundheitsförderung rechnet sich; zum einen betriebswirtschaftlich, zum anderen profitiert auch der Arbeitnehmer. Das Thema Verbesserung der betrieblichen Hygiene oder die Investitionen in Wohnungen für ihre Arbeiter, war schon in früheren Unternehmenszeiten nicht nur ein Randthema. Blickt man auf das 21. Jahrhundert, geht es hier um die Verbesserung von Wettbewerbsfähigkeiten der einzelnen Unternehmen und um die Steigerungen der Produktivitätsfaktoren. Dies lässt sich nur durch Maßnahmen erreichen, die u.a. das Ziel des Erhaltens der Gesundheit jeden einzelnen Mitarbeiters nicht aus dem Auge verlieren. Immer mehr Unternehmen und auch zum Beispiel öffentliche Verwaltungen erklären betriebliches Gesundheitsmanagement als wichtiges Handlungsfeld und setzen zielgerichtet entsprechende gesundheitsfördernde Maßnahmen um.[2] Entsprechend der häufigen Verwendung, werde ich den Begriff Betriebliche Gesundheitsförderung – nachfolgend auch BGF abgekürzt – nutzen.

1.1 Gründe für die BGF aus Sicht der Arbeitnehmer und der Arbeitgeber

Die Mitarbeiter sind in unserer Zeit anderen Beanspruchsformen exponiert, als es früher der Fall war.[3] Arbeit und deren situative Bedingungen werden früher wie auch heute im Zusammenhang mit Krankheiten angesehen. Befassen sich die Arbeitsmedizin und der technische Gesundheitsschutz mit der Verhütung von Berufskrankheiten und Arbeits-unfällen, so beschäftigt sich die betriebliche Gesundheitsförderung mit der Thematik „Arbeit und Gesundheit". In erster Linie greift sie nicht sekundär in das Geschehen von Krankheiten ein, sondern setzt sich unmittelbar mit der Gesunderhaltung der Mitarbeiter auseinander. Die Gesundheit wird nicht nur als körperlicher Zustand betrachtet, sondern als Gesamtheit, die die gesamte Lebenssituation der betreffenden Person berücksichtigt. Die Gesundheitsförderung verfolgt die Umsetzung des von der Ottawa-Charta[4] öffentlich proklamierten Verständnisses für Gesundheit.

Von dieser Anschauung aus betreffen zwei Punkte des Programms der Ottawa-Charta auch Arbeitnehmer bzw. Arbeitgeber. Diese sollten sich um ein Annähern an

---

[1] Vgl. Schneider, C. (2012), S.7.
[2] Vgl. Schneider, C. (2012), S.12.
[3] Vgl. Schmidt, T. (2007), S.32ff.
[4] Vgl. Weltgesundheitsorganisation Europa,(11.02.2013) www.euro.who.int/de/home

dieses Ideal bemühen. Erstens sollten insbesondere die Arbeitgeber auf ein unter-stützendes Betriebsklima der Mitarbeiter achten, um z.B. Mobbing, Rivalitäten oder Angst um Arbeitsplatzverlust zu vermeiden. Zweitens sollte der Arbeitgeber mit dafür verantwortlich sein, die Fähigkeiten und das Fachwissen der Mitarbeiter zu fördern.[5] Zunehmend wird erkannt, dass in einer Dienstleistungs- und Wissensgesellschaft, die vielbesagte Wertschöpfung, vor allem von der Leistungsbereitschaft und der Mo-tivation der einzelnen Mitarbeiter abhängig ist. Insbesondere ist dafür das subjektive Wohlbefinden und die Gesundheit eines jeden einzelnen Mitarbeiters unabdingbarer Beweggrund.[6]

1.2 Herausforderungen an die BGF mit Blickrichtung auf die Fehlzeiten der Arbeitnehmer in der Pflegebranche

Die Problematik der Krankenstände und Fehlzeiten betrifft nicht alle Unternehmen und Arbeitnehmer gleichzeitig. Abweichungen von Arbeitsgebieten des Handels oder Arbeitsgebieten der Dienstleistungen sind dabei genauso zu berücksichtigen, wie zum Beispiel die Größe eines Betriebes oder auch ganz spezifische Berufsgruppen.[7] Entscheidende physiologische Arbeitsbedingungen, wie schwere körperliche Belas-tungen oder auch die Nacht- und Schichtarbeit, bilden in der Arbeitnehmerschicht „Pflege" ein spezifisches Risikopotential. Der Schwerpunktbericht der Gesundheits-berichterstattung des Bundes „Pflege" des Robert-Koch-Instituts beschreibt bei dem Kriterium Belastungen eine „gesundheitlich stark beanspruchte Berufsgruppe"[8]. Un-tersuchungen zeigen, dass die Fehlzeiten deutlich über dem Gesamtdurchschnitt aller Berufsgruppen liegen und dass Mitarbeiter der Pflege doppelt so viele Krank-heitstage wegen psychiatrischen Erkrankungen sowie muskuloskeletalen Erkrankun-gen haben. Weiterhin sind auch mangelnde Arbeitszufriedenheit, zum Beispiel durch schlechte Personalführung, und psychischer Stress häufig agierende Belastungsfak-toren bei Mitarbeitern in der Pflege. Festzuhalten ist, dass diese Belastungen im Be-rufsfeld der Pflege künftig eher zu- als abnehmen werden. Es bedarf daher wirksa-mer BGF-Strategien, mit deren Hilfe die Verweilzeiten im Pflegeberuf erhöht und die Fehlzeitenhäufigkeiten minimiert werden können. Insbesondere stellt auch der de-mografische Wandel alle Branchen der deutschen Volkswirtschaft vor große Heraus-

---

[5] Vgl. Schmidt, T. (2007), S.32.
[6] Vgl. Schneider, C. (2012), S.12.
[7] Vgl. Piorr (2003) S.32.
[8] Vgl. Pick, P., (2004), 41f.

forderungen.[9] Mit Blickrichtung auf die Gesundheitswirtschaft haben stationäre Einrichtungen, wie Krankenhäuser mit der Berufsgruppe Pflege, einen erheblichen Wandel erlebt und die Entwicklung ist noch nicht abgeschlossen. Kennzeichnend für die „neue" Krankenhauslandschaft ist der zunehmende Kostensenkungsdruck bei intensiviertem Wettbewerb und steigenden Anforderungen der Patienten.[10] Der Fokus auf die Situationen der Krankenhäuser zeigt, dass sich diese, durch den vom Gesetzgeber gewollten Restrukturierungsdruck und über das Finanzierungssystem für Krankenhausleistungen über Diagnostic Related Groups (DRGs) mit herbeigeführt, vom karitativen Siechenhaus zum fortschrittlichen Krankenhausunternehmen und zu einer Dienstleistungsorganisation entwickelt haben.[11] Angesichts der oben beschrieben Herausforderungen müssen sich Dienstleistungsunternehmen wie zum Beispiel Krankenhäuser angleichen und die BGF als festen Bestandteil der Personalpolitik betrachten. Dauerhaft darf die Betriebliche Gesundheitsförderung nicht eine Zusatzmaßnahme werden, die wie eine hinderliche Begleiterscheinung die tägliche Arbeit belastet, sondern sollte selbstverständlich ein integrierter Bestandteil zukunftsorientierter und guter Personalentwicklung sein.[12] Auch geht es darum, das Führungsverhalten eines Vorgesetzten in einer stationären Einrichtung, wie am Beispiel eines Krankenhauses, zu überdenken. Dieser Faktor ist durchaus ein Prädiktor, der die Häufigkeit der Fehlzeiten der Mitarbeiter beeinflussen kann und gesundheitsfördernd wirkt.

1.3 Inhalt der Hausarbeit

Im Rahmen dieser Hausarbeit soll das Rückkehrgespräch, als ein Instrument der BGF, vorgestellt werden. Als Exempel wird eine stationäre Einrichtung mit ihrer Arbeitnehmerschicht Pflege ausgewählt. Speziell sind hier die Führungskräfte der oberen Hierarchiestufe angehalten, dieses fest institutionalisierte Gesprächsinstrument zu etablieren, um willentlich herbeigeführtem Absentismus entgegenzuwirken. Nach einer kurzen **Einleitung (Kapitel 1)** erfolgt im **Kapitel 2** die Einordnung von wesentlichen Begrifflichkeiten, wie BGF, Dienstleistungsunternehmen, Krankenhaus, Fehlzeiten und Rückkehrgespräch, ferner werden zwei mögliche Einflussfaktoren auf die Fehlzeitenhäufigkeit dargelegt. Das **Kapitel 3** stellt einige Leitkonzepte für eine inter-

---

[9] Vgl. Bellmann, L.,Hilpert, M., Kistler, E.,(01.02.2013), www.doku.iab.de.
[10] Vgl. Eichhorn, P.,Friedrich P.(2007), S.5f.
[11] Vgl. Ansorg, J., Baumgart, A. (2006), S. 11f.
[12] Vgl. Schneider, C. (2012), S12.

disziplinäre Theorie vor und geht auf den momentanen Forschungsstand und auf Trends in der BGF ein.

Kapitel 4 gibt ein momentanes Blitzlicht der gegenwärtigen Situation der Berufsgruppe Pflege und geht auf sogenannte „Wertschöpfungsverluste durch Fehlzeiten" von stationären Einrichtungen, wie Krankenhäusern, ein. Anschließend werden im **5. Kapitel** der Hausarbeit praktische Handlungsempfehlungen der BGF dargelegt (Abb.: 1) und es wird explizit auf das Instrument „Rückkehrgespräch" eingegangen. Der betrieblicher Nutzen sowie Schwierigkeiten und Chancen für den Einsatz von Rückkehrgesprächen werden hierbei kritisch beleuchtet. Die Hausarbeit endet mit Fazit und Ausblick im Kapitel 6.

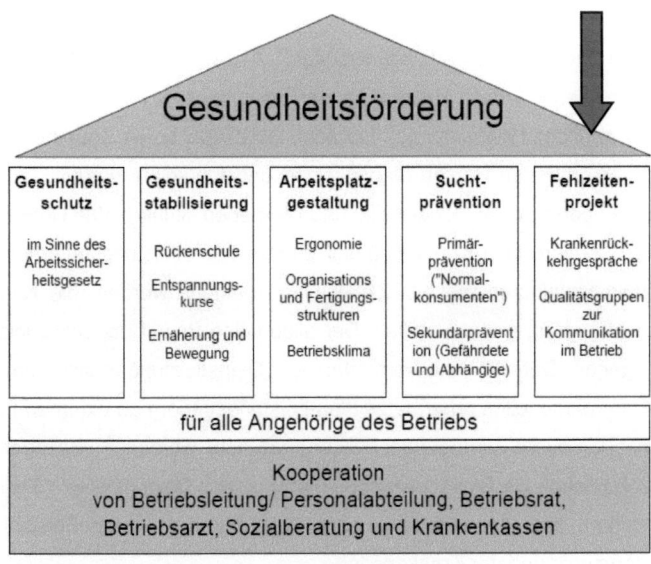

Abbildung 1: Handlungsfelder der betrieblichen Gesundheitsförderung[13]
Quelle: Eigene Darstellung in Anlehnung an Stadler, E. (1994), S. 725.

---

[13] Stadler, E., (1994), S.722ff.

2 Konzeptionelle Begriffe, Abgrenzungen und Bedeutsamkeiten

2.1 Stationäre Einrichtung, das Krankenhaus als Dienstleistungsunternehmen

Unter den Einrichtungen der stationären und teilstationären Gesundheitsversorgung werden Krankenhäuser, Vorsorge- und Rehabilitationseinrichtungen sowie Einrichtungen der stationären und teilstationären Pflege subsumiert.[14] Das Krankenhaus wird im Sinne des Fünften Sozialgesetzbuches[15] als stationäre Einrichtung beschrieben, die (1) der Krankenhausbehandlung dient, die (2) medizinisch und fachlich unter fortwährender ärztlicher Leitung steht, die (3) über genügende, ihrem Versorgungsauftrag entsprechende, diagnostische, therapeutische Möglichkeiten verfügt und nach akademisch anerkannten Praktiken arbeitet.[16] Als weitere Begriffsbestimmung findet sich in der Literatur, dass Krankenhäuser Institutionen sind, in denen durch ärztliche und pflegerische Hilfeleistungen Schäden am Körper sowie Krankheiten und Leiden der zu versorgenden Person diagnostiziert und therapiert werden. Zu ihren weiteren Aufgaben gehören die Geburtshilfe und Sterbebegleitung.[17] Wie Hotels oder Anwaltskanzleien zählen auch Krankenhäuser zu den Dienstleistungsunternehmen, in denen Produktionsfaktoren mit der Zielstellung verknüpft werden, die Kunden- bzw. Patientenversorgung sicherzustellen. Der allgemeine Begriff der Dienstleistung lässt sich in folgender Definition zusammenfassen: „Dienstleistungen sind immaterielle Güter, die von personellen oder materiellen Leistungsträgern an externen Faktoren (Personen oder deren Verfügungsobjekten) erbracht werden".[18] Bezogen auf Krankenhäuser bestehen die Dienstleistungen hier u. a. aus Diagnostik und Therapie bzw. aus ärztlichen, aber auch anderweitigen Leistungen, wie zum Beispiel des Patientenmanagements und der Krankenpflege.

2.1.1 Die Mitarbeiter und die Fehlzeiten

In der wissenschaftlichen Literatur werden zahlreiche Arbeitsdefinitionen für „Personal" oder auch „Mitarbeiter" dargelegt. Die beiden verwandten Begriffe bzw. Synonyme stellen in einem Unternehmen oder einer Organisation eine oder mehrere angestellte Person(en) dar, die per Arbeitsvertrag dem Direktionsrecht eines Betriebes

---

[14] Vgl. Informationssystem der Gesundheitsberichterstattung d. Bundes (09.02.2013), www.gbebund.de.
[15] Vgl. Juris, Das Rechtsportal (18.02.2013) www.juris.de.
[16] Vgl. SGB V Handbuch Sozialgesetzbuch V. (2007), o.S.
[17] Vgl. Brettel, M. (1997), S.102.
[18] Vgl. Blonski, H. (1998), S.22.

angestellt sind.[19] Der Begriff „Fehlzeit" oder auch Absentismus wird in der wissenschaftlichen Literatur als „Fernbleiben vom Arbeitsplatz" definiert. Insbesondere in den Fächern Arbeitssoziologie und Arbeitspsychologie wird von Absentismus gesprochen, um damit Fehlzeiten zu beschreiben. Als Ursachen werden u.a. Probleme im Privatleben, aber auch Schwierigkeiten motivationalen Ursprungs angeben.[20]

2.1.2 Begriffsbestimmungen der betrieblichen Gesundheitsförderung und des Rückkehrgespräches

Der Begriff der betrieblichen Gesundheitsförderung umfasst alle Schritte bzw. Maßnahmen, die dem Erhalt der körperlichen und geistigen Leistungsfähigkeit der Mitarbeiter dienen. Es sollen in erster Linie gesundheitsrelevante Belastungen reduziert und Ressourcen gesteigert werden.[21] Eine weitere Definition von BGF wird von der AOK Niedersachsen beschrieben als „... Unternehmensstrategie, die darauf abstellt, die Gesundheitspotenziale eines Betriebes und seiner Beschäftigten ... zu stärken, deren Wohlbefinden zu verbessern sowie Krankheiten vorzubeugen oder bei bereits eingetretener Krankheit die Heilung ... zu unterstützen."[22] Die Definition des Rückkehrgespräches wird in der aktuellen Literatur nicht konsequent einheitlich angewandt; es existieren unterschiedliche Begrifflichkeiten. Neben den synonym verwendeten gängigen Bezeichnungen Rückkehrgespräch oder Fehlzeitgespräch sind in der wissenschaftlichen Literatur die Begriffe, Krankengespräch, fürsorglicher Dialog, Krankenrückkehrgespräch oder im unspezifischen Sprachgebrauch das Mitarbeitergespräch zu finden.[23]

2.1.3 Funktion, Ziele und Relevanz des Rückkehrgesprächs

Richtig angewandt und verstanden haben Rückkehrgespräche drei Funktionen.

(1) Mitarbeiter, die nach einer bestimmten Fehlzeit ihre Arbeit wieder antreten, sollen über Dinge in Kenntnis gesetzt werden, die während ihrer Abwesenheit stattgefunden haben.

(2) Mitarbeitern, die aufgrund einer Erkrankung ausgefallen sind, eine Partizipation am Geschehen des Unternehmens zu ermöglichen.

---

[19] Vgl. Lieber, B. (2007), S.4.
[20] Vgl. Jansen, M. (2011) S. 24.
[21] Vgl. Rosenbrock, R., (2000) , S.5.
[22] Vgl. Drupp,M., (2005),S.2.
[23] Vgl. Vieth, (1996), S.52.

(3) Im Gespräch gilt es zu prüfen, ob eventuell Einschränkungen der Leistungsfähigkeit des Mitarbeiters bestehen, die eine besondere Fürsorge notwendig machen.[24]

Analysiert man die Ziele bzw. den Zweck des Rückkehrgesprächs, lässt sich neben dem mittelbaren Ziel das übergeordnete Ziel der Erhöhung der Anwesenheit der Mitarbeiter bzw. die Senkung des Krankenstandes ausmachen. Eine andere Zielsetzung hat das Rückkehrgespräch, wenn es als so genanntes integratives Rückkehrgespräch betrachtet und eingesetzt wird; hier werden der präventive Charakter und der Einsatz im Rahmen eines „fürsorglichen Dialogs" betont.[25] Mit Blickrichtung auf die Bedeutsamkeit eines Rückkehrgespräches ist festzuhalten, dass ein Rückkehrgespräch offen und öffentlich ist und vor allem eine Kultur des zivilen Umgangs miteinander darstellt. Rückkehrgespräche verfolgen nicht die Absicht ein so genanntes peinliches „Verhör" durchzuführen, sondern bieten eine Möglichkeit für Vorgesetzte und Mitarbeiter zu zeigen, dass allgemein anerkannte Regeln bzw. eine gewisse Kultur im Unternehmensalltag gelten. Daher ist darauf zu achten, dass jeder Mitarbeiter in den Genuss dieser Kommunikationsform kommt.[26]

2.2 Zwei auf die Fehlzeitenhäufigkeit beeinflussbare Faktoren

Wie bereits im Einleitungsteil beschrieben, sind betriebliche Fehlzeiten auf Grund des zunehmenden Kostendrucks gerade in stationären Einrichtungen wie Krankenhäusern ein viel beachtetes Problem. Im nachfolgenden Abschnitt werden zwei mögliche Einflussfaktoren auf die Fehlzeitenhäufigkeit beschrieben. Neben der Unternehmenskultur in einem Krankenhaus wird speziell auf den Aspekt des Führungsverhaltens eines Vorgesetzten vertiefend eingegangen.

2.2.1 Faktor Eins: Die Unternehmenskultur

Zu Beginn der 80er Jahre begann die durchdachte Erforschung des Phänomens der Unternehmenskultur. Es zeigte sich, dass mit der Unternehmenskultur auch der Unternehmenserfolg begründet werden kann. Auch die Erklärung, dass eine Unternehmenskultur steuerbar und zu managen ist, wurde in zahlreichen einschlägigen Studien belegt.[27] Die Kultur eines Unternehmens wird in der Theorie auch als „Summe der Normen, Werte und Artefakte, die bewusst oder unbewusst, sichtbar oder un-

---

[24] Vgl. Westermayer,G., Stein, B.A. (2006), S.153.
[25] Vgl. Busch, (1996), S.17.
[26] Vgl. Westermayer, G.,Stein,B.,A. (2006), S.154.
[27] Vgl. Eiff. W., Stachel, K. (2006), S.18.

sichtbar gelebt werden", definiert.[28] Sie kann ebenso „die Summe der Geschichten, die man sich erzählt", sein. Mitarbeiter, die sich homogene Geschehnisse erzählen, gehören zur gleichen Subkultur, weichen Erzählungen und Geschichten ab, besteht keine bzw. eine nicht-funktionierende Unternehmenskultur. Anhand einer Grundlagenstudie zur Thematik der Kultur eines Unternehmens konnte folgendes Kriterium abgeleitet werden: Die wesentliche Triebfeder liegt in der Vorbildwirkung von Vorgesetzten. Die Führungskräfte wirken somit auch auf die Motivation der Mitarbeiter, was eine höhere Arbeitsproduktivität zur Folge hat.

2.2.2 Faktor Zwei: Das Führungsverhalten der Vorgesetzten

Letzten Endes sind es allein die tätigen Mitarbeiter im Dienstleistungsunternehmen Krankenhaus, die es bewirken können, die Zukunftsaufgaben zu lösen. Möglicherweise ist es in keinem Sektor so deutlich wie in Krankenhäusern, dass es trotz allem medizinisch-technischen Fortschritts die handelnden Mitarbeiter sind, die für Effizienz, Effektivität und Qualität der Arbeit einstehen. Die entscheidende Verantwortlichkeit für das „Human Capital" in einem Unternehmen liegt auch bei den Führungspersonen. Das eine schlechte Mitarbeiterführung Mitarbeiter krank macht, ist mittlerweile nicht mehr wegzudiskutieren. In einigen Untersuchungen konnte empirisch nachgewiesen werden, dass es verschiedene Führungsverhaltensweisen gibt, die einen direkten Einfluss auf den Anstieg von Fehlzeiten bzw. des Krankenstandes haben. Genannt werden u.a. Faktoren, wie zu viel Kontrolle und unfaire Verhaltensweise in Form von gezielter Ungleichbehandlung von Mitarbeitern.[29] Die Gesellschaft für betriebliche Gesundheitsförderung (BGF) [30] in Kooperation mit der AOK untersuchte u.a. mit Hilfe von unternehmenseigenen Statistiken und Gesundheitszirkeldateien konkrete Fragestellungen, die z.B. für Mitarbeitervertretungen, Arbeitssicherheitsexperten und Personalleitungen von Bedeutung sind. Des Weiteren entwickelt und erprobt die BGF verschiedenste Analyseverfahren, die es ermöglichen, statistische Daten zu Fehlzeiten in einen systematisch angelegten Analyse und Interventionsprozess zu integrieren.[31] Untersucht wurde auch die die sogenannte „lesbare Führungskraft". Es wurde den Fragen nachgegangen, bei welcher Verhaltensweise eines Vorgesetzten es zu hohen Fehlzeiten eines Mitarbeiters kommt bzw. welches Verhalten einer Führungskraft zu geringerem Krankenstand führen kann.

---

[28] Vgl. Thiede, A.,W. (2006), S. 381f.
[29] Vgl. Westermayer, G. ,Stein, B. (2006), S.155ff.
[30] Vgl. BGF Gesellschaft für Betriebliche Gesundheitsförderung, (02.02.2013), www.bgf-berlin.de.
[31] Vgl. Westermayer, G, Stein, B. (2006), S.125ff.

Als vorläufiges Zwischenergebnis, der Untersuchungen lässt sich eine Typologie von Führungsverhaltensweisen aufstellen, die in der nachfolgenden Abbildung 2 dargestellt ist.

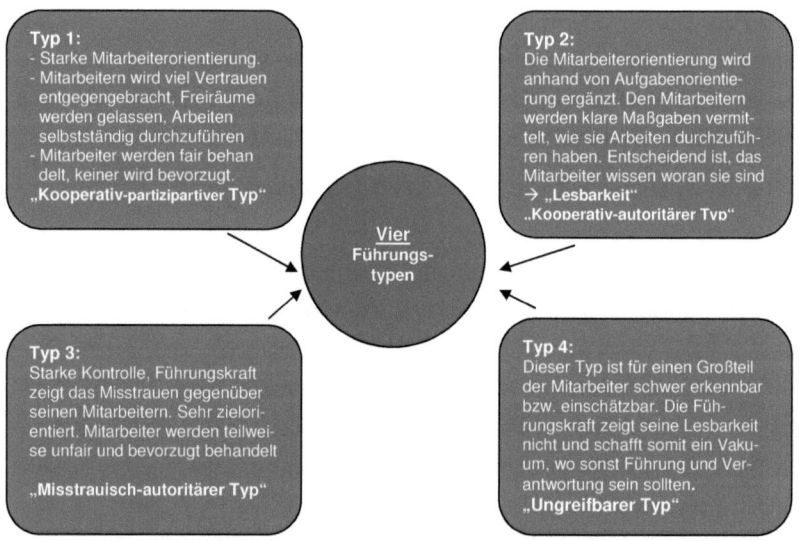

Abb.: 2: Vier Führungstypen (BGF 2000);
Quelle: Eigene Darstellung in Anlehnung an Westermayer, G. ,Stein, B. (2006), S.155ff.

Präferiert wird hier eindeutig die sogenannte „Lesbarkeit", die sowohl im Typ eins als auch im Typ zwei zu finden ist. „Lesbarkeit" bewirkt bei Mitarbeitern offenbar ein Gefühl von Verlässlichkeit; der Vorgesetzte ist berechenbar, die Arbeitsleistungen seiner Mitarbeiter sind ihm wichtig. Festzuhalten ist, dass das Unterlassen von Führung ähnlich gesundheitsschädigend wirkt, wie die im Typ drei beschriebene Führungskraft. Während eine „lesbare Führungskraft" den psychologischen Schutzfaktor der Gesundheit und das Kohärenzempfinden (Sence of Coherence) zu festigen hilft. Klare und zielorientierte Führung von Mitarbeitern ist salutogen.[32]

---

[32] Vgl. Westermayer, G. ,Stein, B. (2006), S.157.

3.   Theoretische Ansätze der Gesundheitsförderung

Theorien allgemein sind von Natur aus komplex und verfügen über zahlreiche Definitionen. Zum einen kann eine Theorie als der allumfassend gültige Grundsatz oder als Erklärung definiert werden. Zum anderen wird sie meist als wissenschaftlich begründendes allgemeines Prinzip verstanden. Sie kann hinter der Praxis stehen, beobachtete Phänomene erklären oder tatsächliche Realitäten darstellen.[33] Faltermaier, Kühnlein und Burda-Viering, die 1998 „Gesundheit im Alltag. Laienkompetenz in Gesundheitshandeln und Gesundheitsförderung"[34] publizierten, beanstanden, dass wenig begründete Konzeptionen zur praktischen Umsetzung der Idee einer Gesundheitsförderung existieren. In der nachfolgenden Abbildung bzw. Tabelle wird in einer Kurzübersicht eine Auswahl verschiedener wissenschaftlicher Theorien vorgestellt, die sich mit dem Thema Gesundheit und Krankheit befassen.

Theoriemodell	Theoretischer Ansatz	
Public- Health- Theorie	Die Fokussierung liegt auf der Analyse der Zusammenhäng des Gesundheits- und Krankheitszustands der Bevölkerung und sozialen Merkmalen. Daraus abgeleitet wird, welche spezifischen Leistungen das Gesundheitssystem in hoch entwickelten Gesellschaften zu erbringen hat.	
Stress-und Bewältigungstheorien	**Beispiel 1:** Salutogenese Modell von Antonovsky:	**Beispiel 2:** Stress-Coping-Modell von Lazarus:
Zwei Beispiele	Ausgehend von den Erkenntnissen der pathogenen Forschung entwickelte und verfolgte Antonovsky den gesundheitlichen Ansatz weiter. Antonovsky geht davon aus, dass bei der Krankheitsentstehung auch allgemeine Einflüsse in Betracht gezogen werden müssen. Die Fragestellungen lagen im „Warum Menschen trotz massiver pathogener Einflüsse gesund bleiben" und wie sich erkrankte Menschen wieder erholen können.	Das Modell beschreibt Stresssituationen als vielschichtige Wechselwirkungsprozesse zwischen den Anforderungen der Situation und der handelnden Person. Lazarus geht davon aus, dass nicht die (objektive) Beschaffenheit der Reize oder Situationen für die Stressreaktion von Belang sind, sondern deren (subjektive) Bewertung durch den Betroffenen. Menschen können für einen bestimmten Stressor höchst unterschiedlich anfällig sein: Was für den einen Betroffenen Stress bedeutet, wird von einem anderen noch nicht als Stress wahrgenommen.

---

[33] Vgl. Bernhard, L.,A., Walsh, M. (1995), S.69.
[34] Vgl. Faltermaier, T., Kühnlein, I., Burda-Viering, M. (1998): Gesundheit im Alltag. Laienkompetenz in Gesundheitshandeln und Gesundheitsförderung.

Fortsetzung Abbildung 3

Theoriemodell	Theoretischer Ansatz
Modell des gesundheit-lichen Bewusst-seins[35]	Das Model des gesundheitlichen Bewusstseins ist ein sozialpsychologisches Modell und ist als solches begrenzt auf alle jene Varianzen des Gesundheitsverhaltens, die durch spezifische Einstellungen und Wahrnehmungen des Einzelnen erklärt werden.
Lern und Persönlichkeits-theorien	Sie stellen dar, dass bestimmte Merkmale einer Persönlichkeit das Ausmaß und Profil der Kompetenzen fingieren, mit denen Menschen der Umwelt- und Körperanforderungen gerecht zu werden versuchen. Lern- und Persönlichkeitstheorien machen deutlich, dass dieser Prozess mehr oder weniger Erfolg haben kann.

Abbildung 3: Eine Auswahl von Theorien: Thema Gesundheit und Krankheit;

Quelle: Eigene Darstellung in Anlehnung an Schmidt, T. (2007), S.51 & Harris, E.,Nutbeam, D.(2001), S.19ff

3.1 Betrachtung der Gesundheitsförderungsforschung: aktueller Stand und Trends

Ein Trend sind sogenannte Gesundheitsförderungsprojekte. Sie geben wertvolle Erfahrungen für die Gesundheitsförderungspraxis. Hierbei wurden unter anderem viele neue Fragestellungen aufgeworfen, auf welche die Gesundheitsförderungsforschung häufig (noch) keine Ergebnisse bzw. Antworten hat. Insbesondere in den Umsetzungsprozessen stellten sich u.a. Fragen wie:

- Woran erkennen wir, ob sich gewisse Strukturen wirklich gesundheitsförderlich entwickelt haben?
- Wie sehen Zusammenhänge zwischen dem gesundheitlichen Wohlbefinden der Mitarbeiter und den sozialen Faktoren in der Organisation aus?
- Welche Wege in der Gesundheitsförderung sind vertretbar, um die Komplexität sozialer Systeme angemessen zu berücksichtigen?

Im Rahmen zahlreicher Forschungsprojekte wird der Versuch unternommen, einige der oben genannten Fragestellungen zu klären. Beispiel eins geht im „EQUAL-Projekt PS: Potenzial Sozialkapital"[36] der Frage nach, wie der in der betrieblichen Gesundheitsförderung neue „Sozialkapital-Ansatz" für mobile Mitarbeiter in der Betreuung und Pflege verwertbar gemacht werden kann. Beispiel zwei zeigt eine qualitative Studie „Lebenswerte Arbeit"[37], wodurch mittels der Methode eines Leitfadeninterviews Hindernisse und Möglichkeiten bei der Umsetzung von betrieblicher Gesundheitsförderung in mobilen Organisationen der Pflege in Ostösterreich erhoben

---

[35] Vgl. Nutbeam, D.,Harris, E. (2001), S.19ff.

[36] Vgl. Wiener Rotes Kreuz, Forschungsinstitut des roten Kreuzes, (20.02.2013), www.roteskreuz.at

[37] Vgl. Resch, K., Rainer, K. ,Böhm, S., (24.02.2013), www.lazarus.at.

wurden. Darauf aufbauend wurden Handlungsempfehlungen zur Überwindung von Barrieren entwickelt[38]

3.2 Resümee der Theorien und Schlussfolgerung für die Gesundheitsförderung in Betrieben

Zusammenfassend ist das Verhältnis zwischen Gesundheit und Krankheit das Bild gleichkommend einer Waage. Es entscheiden die pathogenen Stressoren oder salutogenen Ressourcen, ob ein Mensch erkrankt. Im Arbeitsalltag wäre als pathogener Stressor mangelnde Arbeitszufriedenheit zum Beispiel durch schlechte Personalführung eines Vorgesetzten zu nennen. Als salutogene Ressource die Integration von wertschätzender Kommunikation. Insbesondere sind es die Vorgesetzten, denen bei der Aktivierung und der Intervention von BGF–Maßnahmen und betrieblicher Gesundheitspolitik eine besondere Bedeutung zukommt.[39] Führungskräfte sind maßgeblich und direkt verantwortlich für die Gestaltung von Arbeitsabläufen und Organisationsbedingungen. Somit haben sie auch einen indirekten Einfluss auf wichtige Voraussetzungen, wie die „Pflege" ihrer Mitarbeiter und deren Gesundheit. „So lange die Vorgesetzten sich nicht mit der Grundidee des Betrieblichen Gesundheitsmanagement identifizieren, so lange laufen alle Einzelmaßnahmen Gefahr, an Fahrt zu verlieren oder auch mitten im Lauf gestoppt zu werden."[40]

Aufgabe des Top-Managements ist es, in Krankenhäusern sind hier die Pflegedirektoren und Leitungen zu nennen, in gemeinsamer Verantwortung mit Mitarbeitervertretungen der Einrichtungen dafür Sorge zu tragen, dass das betriebliche Gesundheitsmanagement mit Handlungsfeldern der BGF zum Tragen kommt. Hierfür sind die erforderlichen betriebspolitischen Rahmenbedingungen zu schaffen, aber auch ausreichende Ressourcen bereit zu stellen.

---

[38] Vgl. Spicker, I. Sprengseis, G. (2008) S.260.
[39] Vgl. Pundt, J.(2006), S.153f.
[40] Vgl. Schneider, C. (2012), S.86.

4. Arbeitstägliche Realitäten in der Pflege, zwischen Pflegenotstand und Berufsethos

Die Studie der Hans Böckler Stiftung der FH Hannover[41]zeigt, dass in der Zeit von 1995 bis 2006 ca. 51.000 Stellen im Pflegedienst abgebaut wurden. Im gleichen Zeitraum kam es zu einem signifikanten Anstieg der vollstationären Behandlungsfälle von 6%. Die Zahl der ambulanten Operationen stieg im Zeitraum von 2002 bis 2005 um ca. 160% auf 1,5 Millionen. Für den Zeitraum von 1997 bis 2007 verzeichnet das statistische Bundesamt für die Anzahl der Behandlungsfälle der Patienten über 65 Jahren einen Anstieg von 32 auf 43%[42]. Das heißt im Klartext, dass die Mitarbeiter im Pflegedienst nicht nur mehr pflegen, sondern auch schwerer pflegen.[43] Eine weitere arbeitstägliche Realität beschreibt das vom unabhängigen Deutschen Institut für Pflegeforschung e.V. durchgeführte Pflegethermometer von 2009.[44] Auf der Basis von 10.600 vollständigen Datensätzen wurden hier deutliche Missstände in der Pflege beschrieben. Unter anderem der Faktor „adäquate Sicherstellung wesentlicher pflegerischer Tätigkeiten", wie zum Beispiel eine notwendige Lagerung von bettlägerigen Patienten sowie eine ausreichende Nahrungs- und Flüssigkeitszufuhr.[45] Auch gaben 25% aller Pflegekräfte in der Befragung an, eine Reduzierung der Arbeitszeit aufgrund der Überforderung anzustreben. Zusammenfassend lässt sich feststellen, dass der aktuelle Arbeitsplatz der Pflegekräfte überdurchschnittliche Gesundheitsrisiken bietet. Mit Blickrichtung auf berufsethische Fragestellungen reagieren Pflegekräfte auf die bestehenden Widersprüche zu organisatorischen Zielvorgaben mit einer Verschiebung ihrer persönlichen Motivation. Klare Bekenntnisse wie zum Beispiel „Mein Arbeitsplatz ist mein Arbeitsplatz, den ich mir immer schon gewünscht habe!" werden verstärkend erodiert und relativiert.[46] Die letzten Strohhalme können auch die sogenannte „lesbare Führungskraft" und ein wirksames betriebliches Gesundheitsmanagement mit den Bausteinen der BGF sein.

---

[41] Vgl. Simon, M. (2008) , Stellenabbau im Pflegedienst ,(04.02.2013), www. boeckler.de.
[42] Vgl. Statistisches Bundesamt, (01.02.2013), www.destatis.de.
[43] Vgl. Jansen, M. (2011) S. 59ff.
[44] Vgl. Studie Pflegethermometer 2009 (02.02.2013),www.dip.de.
[45] Vgl. Pflegethermometer 2009, S.62ff.(02.02.2013), www.dip.de.
[46] Vgl. Jansen, M. (2011) S. 62.

4.1 Problemfeld Wertschöpfungsverlust durch Fehlzeiten

Aus einer Veröffentlichung des statistischen Bundesamtes aus dem Jahr 2009 geht hervor, dass in den deutschen Krankenhäusern 393.000 Pflegekräfte beschäftigt waren, die ca. 17 Millionen Krankenhauspatienten betreuten.[47] Ausgehend von einem Krankenstand von 3,5% in der Pflege bedeutet dies, dass in der Bundesrepublik jährlich 13.755 Vollzeitkräfte krankheitsbedingt ausfallen. Umgerechnet auf 250 Sollarbeitszeittagen, würde dies ca. 3.438.750 Arbeitsunfähigkeitstagen entsprechen. Setzt man nun eine Vollzeitstelle in der Pflegebranche Krankenhaus eine Summe von 35000 Euro pro Jahr und Mitarbeiter als Gegenwert an, so ergibt dies eine Gesamtsumme von 481.425.000 €, die deutschen Krankenhäusern an ausfallendender Arbeitsleistung durch Fehlzeiten abwesender Mitarbeiter im Jahr verloren geht.[48] Dem gegenüber würde den o.g. Überlegungen folgend eine Senkung des Fehlzeitenstandes um 1% einen jährlichen Gewinn von 137.550.000 € für die Gesamtheit der deutschen Krankenhäuser bedeuten. Grundsätzlich ist festzuhalten, dass Fehlzeiten gerade auch für stationäre Einrichtungen wie Krankenhäuser von großer Bedeutung sind. Der summenmäßig große Anteil durch Fehlzeiten in der Pflege darf hierbei nicht außer Acht gelassen werden: Der Wertschöpfungsverlust durch Fehlzeiten!

4.2 Plädoyer für eine betriebliche Gesundheitsförderung in stationären Einrichtungen der Pflege

Die in der BGF gegenwärtig bereitstehenden Instrumente zur Intervention und Evaluation enthalten eine Reihe von vielversprechenden Möglichkeiten zur Führung von Dienstleistungsorganisationen. Gleichwohl sind sich nur wenige Unternehmen bewusst, welche Möglichkeiten und Instrumente wirksamer und bedarfsgerechter BGF-Handlungsfelder zur Verfügung stehen. Auch wissen Betriebe oft wenig darüber, wie zum Beispiel bestimmte Führungs- und Organisationskulturen sowie Arbeitsbedingungen den Gesundheitszustand beeinflussen.[49] Das erste und zentralste Anliegen jeder glaubwürdigen BGF muss Wohlbefinden und Gesundheit aller Beschäftigten sein. Ein Arbeitsumfeld, welches keine nennenswerten Möglichkeiten zur Mitgestaltung bietet und keine Anerkennung spendet, kann die Anfälligkeit für häufiges Fehlen am Arbeitsplatz erhöhen.

---

[47] Vgl. Aktion Meditech, Besser Leben durch Medizintechnologie, (12.02.2013) www.aktion-meditech.de.
[48] Vgl. Jansen, M. (2011) S. 69f.
[49] Vgl. Badura, B., Münch,E., Ritter, W. (1997) S. 9 ff.

Somit kann eine partnerschaftliche Unternehmenskultur auch in stationären Einrichtungen der Pflege Fehlzeiten reduzieren, denn der motivierte und engagierte Mitarbeiter ist seltener krank!

5.   Handlungsempfehlungen

Einige kritische Problemfelder wurden bereits in den vorherigen Kapiteln beschrieben. Auch wurden Ursachen und Einflussfaktoren von Fehlzeitenhäufigkeiten erklärt. Um die Ressource „Mitarbeiter" am Beispiel des Pflegepersonals in Krankenhäusern weiter gesund zu erhalten, wird im Praxisteil der Hausarbeit dargestellt, welche BGF-Handlungsfelder, Maßnahmen und Instrumente zur Verfügung stehen.

5.1.   Eine Auswahl praktischer Maßnahmen zur Fehlzeitensenkung

Die BGF umfasst ein weites Spektrum von Maßnahmen zur Reduzierung von Fehlzeiten. Diese wurden bereits in der Abbildung 1 der Einleitung dargestellt. Neben zahlreichen BGF-Maßnahmen, wie der Arbeitsplatzgestaltung oder Gesundheitsstabilisierung, erfolgt im nachfolgenden Abschnitt die präzisere Beschreibung einer personalpolitischen Maßnahme, dem Instrument des Fehlzeiten bzw. Rückkehrgespräches, welches auch in stationären Einrichtungen der Pflege zur Anwendung kommen sollte.

5.2   Das Instrument Rückkehrgespräch

Das Instrument des Rückkehrgespräches sollte, wenn in der BGF wirksam angewendet, als originäre Führungsaufgabe angesehen werden. Hierbei sind drei wesentliche **Funktionen bzw. Merkmale** zu berücksichtigen. **Merkmal Eins** beschreibt, dass Rückkehrgespräche grundsätzlich nur von direkten Vorgesetzten durchzuführen sind. Sie bringen letztendlich auch bei schwierigen Gesprächen das notwendige Fingerspitzengefühl auf. Bei einem Fehlzeitengespräch mit zum Beispiel einem übergeordneten Personalabteilungsleiter wird mit Sicherheit bei beiden Gesprächspartnern kein offenes Gesprächsklima hergestellt werden können.[50] Eine weitere Begründung für ein Rückkehrgespräch mit direkten Führungskräften ist, dass beide Gesprächspartner bereits ein Vertrauensverhältnis aufgebauten haben. Des Weiteren stärkt die direkte Führungsperson, durch Krankenrückkehrgespräche, die Position des Mitarbeiters und entwickelt auch eine abteilungsspezifische Kultur. Erleichternd kommt hinzu, dass eine direkte Führungskraft, hier am Beispiel einer Stationsschwester einer Pflegestation, ihre Mitarbeiterinnen und Mitarbeiter am besten kennt und umgekehrt.

---

[50] vgl. Bitzer, B., (1999) S.14ff.

Die zweite Eigenschaft bzw. das **zweite Merkmal,** was hierbei zu berücksichtigen ist, ist dass jeder Mitarbeiter mit einzubeziehen ist. Werden nur Mitarbeiter mit sehr häufigen Fehlzeiten eingeladen und befragt, führt dies unweigerlich zu einem Imageverlust, was Rückkehrgespräche unweigerlich auf die Stufe eines Disziplinierungsgespräches absinken lässt. Standpunkte von Mitarbeitern wie: „Da sieht man es mal wieder. Für diejenigen, die ab und zu blau machen, nimmt man sich Zeit. Und wir, die immer die Leistung bringen, spielen keine Rolle!"[51] Das diese Einstellungen unter der Mitarbeiterschaft tatsächlich existieren und Fehlzeitengespräche bei Personal mit normalen krankheitsbedingten Arbeitsausfallzeiten einen positiven Persönlichkeitswert aufweist, wiederum aber bei Personal mit ausgeprägteren Fehlzeiten ein eher unwohles Gefühl bewirkt, wird anhand der Ergebnisse von empirischen Untersuchungen zum Rückkehrgespräch nachgewiesen[52]. Ist die Glaubwürdigkeit der krankheitsbedingten Abwesenheit erkennbar, so sollte in jedem Fall dem Mitarbeiter klar gesagt werden, wie sehr er in der Organisation oder in diesen Fall auf der Pflegestation gefehlt hat und wie wertvoll seine Leistungen gewesen sind. Der Mitarbeiter sollte dabei erkennen, dass sein Einsatz wesentlich für das Unternehmen bzw. für die Dienstleistungsorganisation ist. Mit anderen Worten geht es darum, das Mitarbeiter die Führsorge wahrnehmen: „Das Unternehmen bzw. der Arbeitgeber Krankenhaus braucht mich und sorgt deshalb für mich".[53] **Merkmal drei** beschreibt, dass das Instrument des Rückkehrgespräches unmittelbar und zeitnah durchzuführen ist. Abwesenheiten von Mitarbeitern sind wahr und ernst zu nehmen und sollten in der Regel am ersten Tag der Arbeitsaufnahme bzw. spätestens innerhalb von 48 Stunden erfolgen! Für jedes wichtige Gespräch sind immer vorbereitend drei Fragestellungen zu berücksichtigen:

1. Welches Ziel will ich (hier: mit dem Rückkehrgespräch) erreichen?

2. Wie erreiche ich mein Ziel?

3. Wie eröffne ich das Gespräch?[54]

Wesentlich ist, dass Vorgesetzte eine positive Gesprächseröffnung bewirken. Auch hat das Gesprächsverhalten eine große Bedeutung für den einzelnen Mitarbeiter.[55]

---

[51] Vgl. Bitzer, B. , (1999) S.15.
[52] Vgl. Zeitschrift für Arbeitsforschung, Arbeitsgestaltung und Arbeitspolitik,(22.02.2013),www.zeitschriftarbeit.de.
[53] Vgl. Spies, S, Beigel, H. (1996), S.63.
[54] Vgl. Bitzer, B. (1999) S.16.
[55] Vgl. Bitzer, B. (1999) S.17.

Themen, die sich im Unternehmen offiziell oder inoffiziell während der Abwesenheit des Mitarbeiters ereignet haben, bieten eine positive Gesprächsqualität. Fragen zu tatsächlichen Fehlzeitenursachen bzw. Fehlzeitengründe sollten als zweiter Punkt in Erfahrung gebracht. Hierbei geht es auch um das „Ausloten" von eventuell betrieblicher Seite verursachten Fehlzeiten und um die Einleitung geeigneter Maßnahmen der betrieblichen Gesundheitsvorsorge. Festzuhalten ist auch, dass ein Rückkehrgespräch neben seiner BGF–Wirkung auch ein Instrument darstellt, das betriebliche Anonymität abbaut.[56] Zusammenfassend beschreibt Abbildung 3 wesentliche Erkenntnisse über den Zweck bzw. die Absicht eines Rückkehrgespräches.

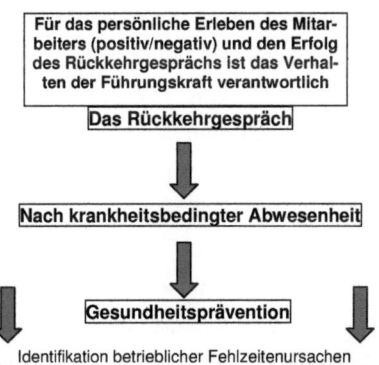

Abb.: 4 Das Rückkehrgespräch im Überblick
Quelle: Eigene Darstellung in Anlehnung an Bitzer, B.,(1999) S.18.

Rückkehrgespräche können nicht nach einem starren Schema ablaufen. In der wissenschaftlichen Literatur gibt es eine Reihe von Stufenmodellen zur Durchführung eines Rückkehrgesprächs. Ein Leitfaden für ein Rückkehrgespräch ist im Anhang zu finden. Dieser gibt einige Verhaltensweisen, die bei Einhaltung dazu führen, dass Rückkehrgespräche nach krankheitsbedingten Fehlzeiten zu einer konstruktiven und offenen Gesprächskultur für alle Seiten werden.[57]

---

[56] Vgl. Bitzer, B., (1999) S.15.
[57] Vgl. Bitzer, B., (1999) S.66.

5.3 Der betriebliche Nutzen und Schwachstellen des Rückkehrgesprächs

Wie in der Einleitung beschrieben, erfreut sich das Instrument „Rückkehrgespräch" bei vielen Unternehmen großer Beliebtheit. Ein Motiv dafür ist sicherlich, dass Rückkehrgespräche generell eine Gesprächsplattform bieten und so die Möglichkeit eröffnen, Ursachen von Erkrankungen in einem persönlichen Gespräch zu thematisieren. Hingegen wird auch der Weg der Prävention und der Gesundheitsförderung beschritten, auf dem der Gedanke des Ressourcenmanagements in einen „fürsorglichen Dialog" integriert ist.[58] Rückkehrgespräche lassen sich als Führungsinstrument relativ schnell einführen und gut strukturieren, dies ist ein weiterer betrieblicher Nutzen des Instruments. Das Rückkehrgespräch wird jedoch nur erfolgreich, wenn es „als durchgängige Strategie im Unternehmen verankert" wird.[59] **Mit Blickrichtung auf die Schwächen und Risiken** von Fehlzeiten- bzw. Rückkehrgesprächen sind jedoch einige kritische Aspekte, die die Gesprächsform des Rückkehrgesprächs betreffen, zu erörtern. Ein immer wieder beschriebener Nachteil dieses Instruments ist die Chance des Arbeitgebers, durch Androhung von Sanktionen die jenigen Mitarbeiter, die „blaumachen", unter Druck setzten zu können.[60] Festzuhalten ist, dass stationäre Einrichtungen wie Krankenhäuser im zunehmenden Wettbewerb ihre Ziele und Wachstumsbereiche neu festlegen müssen, um sich deutlich von ihrer Konkurrenz abzuheben. Dabei sind insbesondere die engagierten und motivierten Mitarbeiter eine Kernkompetenz. Bestmöglicher Einsatz von Mitarbeitern und vor allem die „Personalpflege" scheinen daher geeignet, um die Produktivität im Krankenhaus zu erhöhen.[61] Den entscheidenden und nicht zu unterschätzenden Beitrag leisten die direkten Vorgesetzten, wie im diesen Fall die Bereichsleitungen oder Pflegedienstleitungen in den stationären Einrichtungen. Ein Gesamtkonzept zur BGF muss auch in Dienstleistungsorganisationen wie Krankenhäusern auf mehreren Ebenen ansetzen. Zum einen sollten die Mitarbeiter in Maßnahmen der BGF geschult, informiert und motiviert werden, zum anderen sind aber auch die Leitungskräfte, im Rahmen von zum Beispiel Arbeitskreisen „Gesundheit" oder Seminaren in gesundheitsfördernden Maßnahmen, zu schulen.[62] Eine BGF-Maßnahme, neben der Arbeitsplatzgestaltung, kann ein fest etabliertes Rückkehrgespräch sein.

---

[58] Vgl. Piorr (2001),S. 62.
[59] Vgl. Hofmann A., (2001), Angewandte Arbeitswissenschaft, Heft 168, 2001, S.10.
[60] Vgl. Vieth, (1996), S. 55ff.
[61] Vgl. Wenderlein, U.F. (2002), S.4.
[62] Vgl. Bitzer, B. (1999) S.86.

6. Zusammenfassende Perspektiven und Ausblick

Rückkehrgespräche sind öffentlich und offen und legen eine Kultur des zivilen Umgangs miteinander dar. Es sind keine peinlichen Verhöre, sondern Mittel für Mitarbeiter und Vorgesetzte, die als allgemeine „Umgangsformen" und Regeln des Anstands im Alltag eines Unternehmens gelten. Rückkehrgespräche sind mehr als eine profane Verfolgung ziviler Kultur.[63] Erstens zeigt man durch das Erkundigen von Befindlichkeiten eine gewisse Wertschätzung dem Mitarbeiter gegenüber. Zweitens wirft die Frage: „Was brauchen Sie als Mitarbeiter an Unterstützung?" fast bei jedem Mitarbeiter eine Stärkung des Selbstwertgefühls aus. Wie im 5. Kapitel bereits dargelegt, bedarf es ein Höchstmaß an Fingerspitzengefühl. Es ist immer ein Balanceakt zwischen einem „fürsorglichem Dialog" im Sinne eines integrativen Rückkehrgesprächs und einer „hochnotpeinlichen Befragung".[64]

Rückkehrgespräche bilden eine gute Möglichkeit, einen Ansatzpunkt zur Verringerung von Fehlzeiten zu finden. Eine wesentliche Komponente ist hierbei, dass Mitarbeiter dazu angehalten und motiviert werden, die tatsächlichen Ursachen des Fernbleibens zu artikulieren. Die Betonung sollte dabei auf dem gemeinsamen Ziel, der Behebung der Ursachen von Krankheiten liegen. Dabei geht es um die Klärung der Frage, ob eventuell betriebliche Abläufe bzw. das Umfeld Auslöser für Krankheiten sein könnten und ob Hilfestellungen beruflich oder privat gewünscht werden.[65] Erweitert ein Unternehmen seine Personal- sowie Organisationsentwicklung im Sinne der Gesundheitsförderung, so können erwünschte Nebenwirkungen auftreten, wie u.a. erhöhte Motivation, geringere Fehlzeiten, stärkere Bindung an das Unternehmen und natürlich Gesundheit.[66] Ein professionell durchgeführtes und fest Institutionalisiertes Rückkehrgespräch kann im Bereich der BGF auch in stationären Einrichtungen ein Führungsinstrument werden. Bei der Bekämpfung von Fehlzeiten muss -trotz mancher Vorbehalte- immer die Ressource Mitarbeiter im Vordergrund stehen.

Abschließen möchte ich diese Arbeit mit einem Leitsatz von Rousseau: **„Die wertvollste Investition überhaupt ist die in den Menschen"[67]**

---

[63] Vgl. Westermeyer, Berthold, A. (2006), S.154.
[64] Vgl. Busch, (1996) , S.17.
[65] Vgl. Nieder, P (1998) ,S. 109ff.
[66] Vgl. Schneider , C. (2012), S.13f.
[67] Jean – Jacques Rousseau (französischer Philosoph 1712 – 1778)

Anhang

Leitfaden für Rückkehrgespräche nach krankheitsbedingter Abwesenheit

Bei normale Rückkehrern:

- Ohne Vorwürfe ins Gespräch gehen
- Begrüßung – durch Einleitung positive Gesprächsatmosphäre schaffen
- Nach Befinden erkundigen(„Wie geht es Ihnen?, Sind Sie wieder gesundheitlich hergestellt?") → **zuhören**
- Abteilungsinformationen weitergeben
- Durch offenen Fragen ins Gespräch kommen
- Nach eventuellen Zusammenhang zwischen Abwesenheit und Arbeitsplatz fragen, bei Zusammenhang Hilfe anbieten
- Gemeinsames Ziel und Termin für ein Wiederholungsgespräch vereinbaren
- Positiver Gesprächsabschluss

Übersicht: Empfehlung „Leitfaden für Rückkehrgespräche"
Quelle: Eigene Darstellung in Anlehnung an Bitzer, B., (1999) , S.69.

Formulierungen und Verhaltensweisen, die in einem Rückkehrgespräch nach krankheitsbedingter Abwesenheit unbedingt vermieden werden sollten:

(Eine Auswahl)

- Ohne Vorwürfe ins Gespräch gehen
- Vorurteile
- Drohungen
- Emotionale Reaktionen
- Ablehnende Körperhaltung
- Verbale Erniedrigung durch Vorgesetzte
- Unsachlichkeit
- Nicht zuhören
- Mitarbeiter nicht ausreden lassen
- Zynische, zweideutige Bemerkungen

Übersicht: Empfehlung „Leitfaden für Rückkehrgespräche"
Quelle: Eigene Darstellung in Anlehnung an Bitzer, B., (1999) , S.70.

Literaturverzeichnis

Ansorg, Jörg; Baumgart, Andre (2006): OP-Management. Berlin: Med.-Wiss. Verl.-Ges.

Badura, Bernhard; Münch, Eckhard; Ritter, Wolfgang (1997): Partnerschaftliche Unternehmenskultur und betriebliche Gesundheitspolitik. Fehlzeiten durch Motivationsverlust? Gütersloh: Verl. Bertelsmann-Stiftung.

Bernhard, Linda Anne; Walsh, Michelle (1995): Leadership. The key to the professionalization of nursing. 3rd ed. St. Louis: Mosby.

Bitzer, Bernd (1999): Das Rückkehrgespräch. Integrationshilfe und Instrument der betrieblichen Gesundheitsvorsorge ; mit Tabellen. Heidelberg: Sauer (Arbeitshefte Führungspsychologie, 31).

Blonski, Harald (1998): Servicemanagement in der Pflege. Kundenzufriedenheit durch Dienstleistungsqualität. Hagen: Kunz.

Brettel, Malte (1997): Gestaltung der Führung im Krankenhaus. Wiss. Hochsch. für Unternehmensführung, Diss.--Koblenz, 1996. Wiesbaden: Dt. Univ.-Verl. [u.a.] (Gabler Edition Wissenschaft Unternehmensführung & Controlling).

Busch, Rolf: Vom Fehlzeitenmanagement zur Betrieblichen Gesundheitsförderung. In: Vom Fehlzeitenmanagement zur betrieblichen Gesundheitsförderung.

Drupp, M. (Hrsg.) (2005). Betriebliches Gesundheitsmanagement. Veröffentlichungsreihe des AOK-Instituts für Gesundheitsconsulting, Band 1, Hannover.

Eichhorn, Peter (2007): Betrifft Krankenhausmanagement: Mitarbeiterbindung, Qualitätssicherung, Prozessoptimierung und Risikosteuerung. 1. Aufl. Berlin: BWV Berliner Wissenschafts-Verl. (Schriften zur öffentlichen Verwaltung und öffentlichen Wirtschaft, 207).

Eiff, Wilfried von; Stachel, Kerstin (Hg.) (2006): Unternehmenskultur im Krankenhaus: Bertelsmann Stiftung.

Faltermaier, Toni; Kühnlein, Irene; Burda-Viering, Martina; Faltermaier, Toni; Kühnlein, Irene; Burda-Viering, Martina (1998): Gesundheit im Alltag. Laienkompetenz in Gesundheitshandeln und Gesundheitsförderung. Weinheim: Juventa-Verl. (Juventa-Materialien).

Hofmann A., Reduzierung von Fehlzeiten: Ansatzpunkte, Beispiele, Erfahrungen, Angewandte Arbeitswissenschaft, Heft 168, 2001, S. 10.

Jansen, Martin (2011): Krank arbeiten statt gesund pflegen. Präsentismus im Krankenhaus: Verlag Hans Huber.

KKF-Verlag: SGB V Handbuch Sozialgesetzbuch V. Krankenversicherung : mit GKV-Wettbewerbsstärkungsgesetz (GKV-WSG). 14. Aufl (2007). Altötting: KKF-Verlag.

Lieber, Bernd (2007): Personalführung. ... leicht verständlich. Stuttgart: Lucius & Lucius (UTBBetriebswirtschaftslehre, 8365).

Nieder, Peter (1998): Fehlzeiten wirksam reduzieren. Konzepte, Maßnahmen, Praxisbeispiele. Wiesbaden: Gabler.

Nutbeam, Don; Harris, Elizabeth (2001): Theorien und Modelle der Gesundheitsförderung. Eine Einführung für Praktiker zur Veränderung des Gesundheitsverhaltens von Individuen und Gemeinschaften: Verlag f. Gesundheitsförderung.

Pick, Peter (2004): Pflege. Robert-Koch-Institut (Hg.). Berlin: Robert-Koch-Inst. (Schwerpunktbericht zur Gesundheitsberichterstattung des Bundes).

Piorr, Rüdiger (2001): Rückkehrgespräche - Chance für geringe Fehlzeiten bei gleichbleibender Arbeitsleistung?: Utz, Herbert.

Pundt, Johanne (Hg.) (2006): Professionalisierung im Gesundheitswesen. Positionen - Potenziale - Perspektiven: Verlag Hans Huber.

Rosenbrock, R. (2000). Stand und Perspektiven der Qualitätssicherung in der betrieblichen Prävention und Gesundheitsförderung. In: Schröer, A.(Hrsg.). Betriebliches Gesundheitsmanagement und Prävention arbeitsbedingter Gesundheitsgefahren (S. 1-16). Bremerhaven: Wirtschaftsverlag NW.

Schmitt, Tamara (2007): Betriebliche Gesundheitsförderung und -erziehung. Grundlagen, Konzepte, Instrumente: VDM Verlag Dr. Müller.

Schneider, Cornelia (2012): Gesundheitsförderung am Arbeitsplatz. Nebenwirkung Gesundheit: Verlag Hans Huber.

Spicker, Ingrid; Sprengseis, Gabriele (2008): Gesundheitsförderung stärken. Kritische Aspekte und Lösungsansätze. 1. Aufl. Wien: facultas wuv universitätsverlag.

Spies, Steffen; Beigel, Holger (1996): Einer fehlt, und jeder braucht ihn. Wie Opel die Abwesenheit senkt. Wien: Ueberreuter (Manager-Magazin-Edition).

Stadler, Evelin (1994), Betriebliche Sozialarbeit als Bestandteil der Sozial- und Personalpolitik, In: Personalführung 1994, Nr. 8, S.722- 728.

Thiede, Arnulf; Alber, Werner (2006): Krankenhaus der Zukunft. Heidelberg: Kaden.

Vieth, Peter (1996): Das Rückkehrgespräch. Fürsorglicher Dialog oder hochnotpeinliche Befragung. In: Vom Fehlzeitenmanagement zur betrieblichen Gesundheitsförderung.

Wenderlein, Friederike Uta (2002): Analyse hoher Fehlzeiten bei Pflegekräften - Schwerpunkt Arbeitszufriedenheit. Eine empirische Studie an 1.020 Probanden. Ulm, Universität Ulm, Diss., 2002. Online verfügbar unter http://nbn-resolving.de/urn:nbn:de:bsz:289-vts-17611 / http://d-nb.info/1015948669/34 / http://vts.uni-ulm.de/docs/2002/1761/vts_1761.pdf.

Westermayer, Gerhard; Stein, Bertolt A.; Sonntag, Michael (2006): Produktivitätsfaktor betriebliche Gesundheit. Göttingen: Hogrefe (Organisation und Medizin).

Onlinequellenverzeichnis

Ottawa-Charta zur Gesundheitsförderung, 1986, 11.02.2013, http://www.euro.who.int/__data/assets/pdf_file/0006/129534/Ottawa_Charter_G.pdf.

Informationssystem der Gesundheitsberichterstattung d. Bundes (09.02.2013), www.gbebund.de.

Juris, Das Rechtsportal (18.02.2013) www.gesetze-im-internet.de/sgb_5/.

Studie Pflegethermometer 2009 , Eine bundesweite Befragung von Pflegekräften zur Situation der Pflege und Patientenversorgung im Krankenhaus 02.02.2013, http://www.dip.de/fileadmin/data/pdf/material/dip_Pflege-Thermometer_2009.pdf

Simon, Michael, Stellenabbau im Pflegedienst der Krankenhäuser: Mindestanforderungen als Ansatz zur nachhaltigen Sicherung einer ausreichenden Personalbesetzung Studie im Auftrag der Hans-Böckler-Stiftung, 04.02.2013, http://www.boeckler.de/pdf_fof/S-2008-116-4-1.pdf

Demografischer Wandel in Deutschland, Auswirkungen auf Krankenhausbehandlungen und Pflegebedürftige im Bund und in den Ländern, Ausgabe 2010, Heft 2, Statistisches Bundesamt 01.02.2013, http://www.statistikportal.de/statistikportal/demografischer_wandel_heft2.pdf

Aktion Meditech, Besser Leben durch Medizintechnologie, 12.02.2013, http://www.aktion-meditech.de/services-medien/medi-ticker/politik-aktuell/393.000-pflegekraefte-fuer-17-millionen-krankenhauspatienten

Bellmann, L., Hilpert, M., Kistler, E., Herausforderungen des demografischen Wandels für den Arbeitsmarkt und die Betriebe, 01.02.2013, http://doku.iab.de/mittab/2003/2003_2_MittAB_Bellmann.pdf

Resch, K., Rainer, K.,Böhm, Sophie, Lebenswerte Arbeit, Arbeitsbedingungen, Gesundheitsförderung und Trends in der mobilen Pflege und Betreuung 24.02.2013, http://www.lazarus.at/img_uploads/1836EUQALStudieLebenswerteArbeitinderMobilenPflege062007.pdf

Wiener Rotes Kreuz, Forschungsinstitut des roten Kreuzes, PS: Potenzial Sozialkapital Modul der Entwicklungspartnerschaft „Blickwechsel – Neue Perspektiven für den Gesundheits- und Sozialbereich" (2005 – 2007) 20.02.2013 http://www.roteskreuz.at/fileadmin/user_upload/LV/Wien/Metanavigation/Forschungsinstitut/MitarbeiterInnen%20+%20Projektberichte/PS-Evaluationsbericht.pdf

BGF Gesellschaft für Betriebliche Gesundheitsförderung, 02.02.2013, http://bgfberlin.de/start.php?curid=9

Piorr, R., Heller, E.,Taubert, R. ,22.02.2013, Rückkehrgespräche: Ein wirksames Instrument des betrieblichen Gesundheitsmanagements (?),Abstract, Arbeit, Heft 4, Jg. 9 (2000), S.269-279; http://www.zeitschriftarbeit.de/seiten/docs/4-2000/pior.pdf.

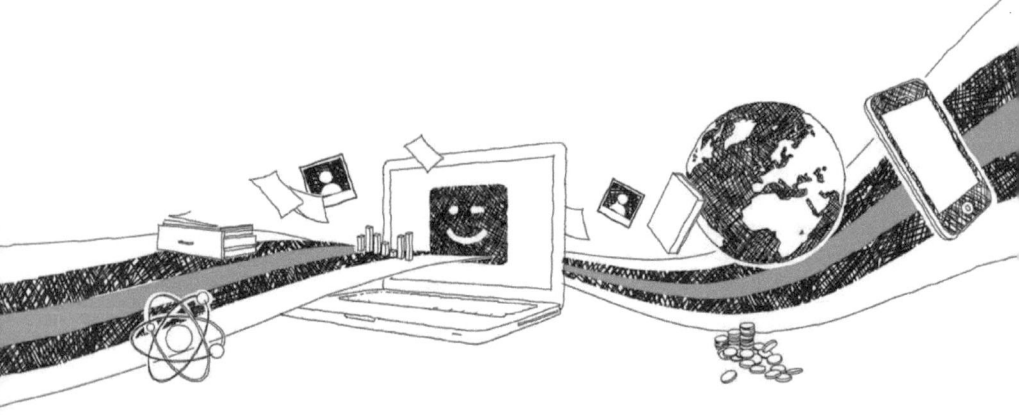
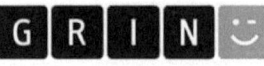